DE LA POSSIBILITÉ ET DE LA CONVENANCE

DE FAIRE SORTIR

CERTAINES CATÉGORIES D'ALIÉNÉS

DES ASILES SPÉCIAUX.

DE LA POSSIBILITÉ ET DE LA CONVENANCE

DE FAIRE SORTIR

CERTAINES CATÉGORIES D'ALIÉNÉS

DES ASILES SPÉCIAUX

ET DE LES PLACER, SOIT DANS DES EXPLOITATIONS AGRICOLES, SOIT DANS LEURS PROPRES FAMILLES.

PAR

M. LE Dr E. CARRIER fils.

**MÉMOIRE LU AU CONGRÈS MÉDICAL DE LYON
LE 1er OCTOBRE 1864.**

LYON
IMPRIMERIE D'AIMÉ VINGTRINIER
Rue Belle-Cordière, 14

—

1865

DE LA POSSIBILITÉ ET DE LA CONVENANCE

DE FAIRE SORTIR

CERTAINES CATÉGORIES D'ALIÉNÉS

DES ASILES SPÉCIAUX

ET DE LES PLACER, SOIT DANS DES EXPLOITATIONS AGRICOLES, SOIT DANS LEURS PROPRES FAMILLES.

En abordant un sujet d'une importance aussi grande et d'une portée aussi considérable que celui qui nous est proposé, je n'ai pu me défendre de quelque hésitation, et ce n'est qu'en réclamant votre indulgence que je me suis enhardi à vous présenter quelques réflexions sur cette grave question bien digne de préoccuper les amis de l'humanité, laissant à des maîtres plus habiles et plus expérimentés le soin de la résoudre.

On ne saurait se dissimuler toute la gravité de la discussion qui est ouverte aujourd'hui, pour peu que l'on se rende compte des résultats qui peuvent en découler; car il s'agit d'une modification profonde à apporter dans la manière de traiter les aliénés telle qu'elle a été mise en usage jusqu'à ce jour. D'une autre part, la mesure qui en fait le sujet paraît répondre aux généreuses aspirations qui honorent le corps médical de notre époque, en faisant du bien-être des aliénés, de l'amélioration de leurs conditions d'existence, l'objet de ses préoccupations constantes, aussi bien que de ses travaux les plus considérables.

Cependant, dans toute amélioration existe un côté faible, comme dans tout système il peut se rencontrer des points capitaux qui passent inaperçus, masqués par les belles conceptions qu'il renferme ; aussi me paraît-il de la plus haute nécessité, avant de prendre des résolutions décisives et d'adopter une mesure aussi grave, d'examiner avec soin les divers points de vue qu'elle présente et de rechercher attentivement si, à côté de services incontestables qu'elle peut rendre à l'humanité, il ne se trouve pas des inconvénients dont la gravité peut, pour un instant, passer inaperçue, mais qui néanmoins domine l'utilité de la mesure adoptée.

Ces inconvénients peuvent se rapporter :

1º Aux intérêts bien entendus de l'aliéné lui-même.

2º Aux intérêts de la société.

3º Enfin aux intérêts de la science.

J'examinerai donc la question sous ces trois points de vue différents qui me paraissent la résumer tout entière. Toutefois, je le répète de nouveau avant d'entrer dans la discussion, je n'ai pas la prétention de vouloir donner une solution à un sujet qui préoccupe à bien juste titre un grand nombre d'esprits éminents ; mais je me borne simplement à émettre quelques réflexions, heureux si elles peuvent apporter leur faible concours à l'étude proposée.

§ I.

Quand on considère la situation des aliénés dans les asiles, on ne peut se défendre d'un profond sentiment de pitié, suggéré par la vue de ces malheureux séquestrés du reste du monde et, pour ainsi dire, mis au ban de la société. Un semblable spectacle est fait pour émouvoir, quelle que soit l'habitude que l'on en puisse avoir ; aussi comprend-on tous les efforts qui ont été faits pour concilier les exigences du traitement avec un retour aussi complet que possible à la vie commune.

Et cependant, quels que soient la sollicitude que l'on déploie à l'égard de ces malades, le zèle qui préside à leur direction, les efforts généreux que l'on tente pour adoucir et améliorer leur position, ils n'en sont pas moins séquestrés de la société, privés de leur liberté, de leur entourage habituel et de ces mille soins affectueux de la famille que nuls autres ne sauraient remplacer. Et il est certainement hors de doute que pour quelques malades, il en résulte une impression pénible et profonde qui peut ne pas être sans inconvénients pour leurs facultés affectives.

D'une autre part, il est constant qu'un certain nombre de guérisons ont pu s'effectuer en dehors de l'isolement chez des malades sortis non guéris des asiles, privés de toute espèce de traitement, et peut-être même par le fait de leur sortie. Chez d'autres individus, on a vu la maladie disparaître après un laps de temps quelquefois très-long écoulé dans les hospices, et sans que cet heureux résultat puisse être attribué à aucune influence thérapeutique, ou même à l'isolement.

Ces faits peuvent-ils suffire pour établir l'inutilité de l'isolement dans le traitement de l'aliénation mentale? Je ne le pense pas, et en voici les raisons.

La première indication qui s'offre à remplir dans une maladie quelconque consiste à éloigner autant qu'il est en notre pouvoir les causes qui en ont déterminé l'explosion. L'aliénation mentale, aussi bien que toute autre maladie, ne saurait faire exception à cette règle avant tout rationnelle. Or, ces causes doivent se rechercher soit dans le milieu dans lequel vivait l'aliéné, soit dans les habitudes qu'il a contractées. Le meilleur moyen pour soustraire le malade à ces influences doit donc surtout consister dans le changement de ses manières d'être et de son entourage, et l'on ne saurait nier que l'isolement remplisse cette indication.

Je dirai plus encore : en supposant l'absence de ces causes déterminantes, je crois pouvoir établir que le séjour d'un aliéné dans le monde ne peut être qu'une source d'aggravation de son état morbide. En effet, quelle que soit la cause qui ait engendré la maladie, il est facile de comprendre que les excitations de tous genres puisées dans le monde qui l'environne, ne sont propres qu'à entretenir et aggraver la maladie.

Le repos des fonctions lésées est, à juste titre, depuis long-temps regardé comme un des moyens les plus propres à en opérer le rétablissement. Cette règle est générale et s'applique nécessairement à toutes les maladies, lorsqu'elles ne consistent pas dans l'abolition de ces fonctions ; l'aliénation mentale ne saurait y faire exception. Or, dans ce dernier cas, les troubles fonctionnels ont leur siége dans les parties du système nerveux qui établissent un rapport entre l'individualité humaine et le monde extérieur. C'est donc aux fonctions de l'encéphale et spécialement aux fonctions sensoriales que l'on doit s'adresser pour obtenir ce repos si nécessaire ; car elles sont la source où l'esprit vient puiser la majeure partie des éléments de son ac-tivité. Par conséquent, il est rationnel d'éloigner du malade tout ce qui peut produire une excitation quelconque de ses fa-cultés psychiques.. Dans le monde, ce but ne peut être atteint d'une manière suffisante ; car, malgré toute la sollicitude que l'on déploie, une grande marge est laissée à l'imprévu. Dans un asile, au contraire, ou d'une manière plus générale, lorsque le malade est isolé, comme l'indique la portée médicale de ce mot, tout est prévu, réglementé ; les excitations extérieures sont écartées avec soin ; les sujets de préoccupation, d'inquié-tude ou d'irritation sont éloignés ; et si l'on ne peut atteindre complètement ce but, on n'en doit pas moins admettre que cette condition ne soit bien mieux remplie dans une maison spéciale que dans la famille.

Ces considérations générales doivent cependant subir cer-taines exceptions, et c'est sur ce point principalement que doit s'arrêter notre attention.

Je viens de dire que l'isolement du malade pris dans l'acception admise précédemment, c'est-à-dire, consistant dans l'éloignement de toutes les causes excitatrices provenant du monde extérieur, constitue une des conditions les plus importantes du traitement des aliénés. Il existe cependant une classe de malades qui peuvent subir cet isolement sans que l'on ait besoin de recourir aux asiles spéciaux. Ce sont ceux qui, jouissant d'une fortune suffisante, peuvent subvenir aux frais toujours très-considérables que comporte ce mode d'isolement. Le séjour dans une maison écartée, au milieu de gens habitués au service de ce genre de malades, l'entourage de tous les moyens que la thérapeutique peut fournir pour exercer un traitement efficace, est sans contredit bien préférable à la vie des hospices; car, dans ce cas, le malade ne se trouve point plongé dans un milieu dont l'action s'exerce toujours plus ou moins sur son moral, et néanmoins il jouit de tous les bénéfices de l'isolement. Mais si l'on songe à la difficulté que l'on rencontre pour obtenir ce résultat, aux sacrifices que les familles sont dans la nécessité de s'imposer, on comprendra aisément qu'un petit nombre d'aliénés riches peuvent seuls bénéficier de ce mode de traitement, et que, du reste, cette exception ne saurait infirmer ce que je viens de dire au sujet de l'isolement dans un asile.

Mais, dira-t-on, tout ceci n'est applicable qu'aux aliénés dont la maladie réclame un traitement énergique et qui laissent entrevoir un espoir de guérison; il reste donc à s'occuper de ceux qui peuplent les asiles, et dont l'état morbide semble défier toutes les ressources de l'art. Ceux-là, confinés dans les maisons spéciales où ils sont considérés comme incurables, y traînent une existence monotone et pénible jusqu'à ce que la mort vienne apporter un terme à cette longue agonie.

Ici, nous abordons le cœur de la question ; mais avant d'entrer dans la discussion, qu'il me soit permis de dire que la qualification d'incurables me semble un peu hasardée. Quel est le médecin qui osera de sa propre autorité gratifier un aliéné du brevet d'incurabilité lorsque la science nous montre un nombre assez considérable de guérisons survenues dans des circonstances inespérées, chez des malades dont les fonctions intellectuelles ont recouvré leur intégrité soit spontanément, soit sous l'influence de quelque incident survenu pendant le cours d'un long séjour dans un asile ? Depuis Esquirol jusqu'à nos jours, ces faits, bien que relativement rares, se sont néanmoins présentés assez souvent (et il me serait facile d'en citer plusieurs que j'ai pu observer) pour que l'on soit en droit de se demander si la science a dit son dernier mot, au point de vue de la curabilité de l'aliénation mentale en général, et plus spécialement sur celle de ces formes chroniques que l'on me paraît un peu trop porté à regarder comme étant au-dessus des ressources de l'art.

Il est bien entendu que l'on en doit toujours excepter certaines affections telles que la démence, la paralysie générale, la folie épileptique, au sujet desquelles aucun doute ne saurait être soulevé. Mais, quant aux autres formes d'aliénation, il n'en est pas qui n'ait offert des exemples de guérison plus ou moins rares, et par conséquent, il me semble que l'on ne saurait avoir trop de circonspection au sujet de leur pronostic, ou tout au moins qu'il serait convenable d'attendre que les progrès de la science aient mieux caractérisé la plupart de ces affeciions, avant d'émettre à leur égard un jugement définitif.

Ceci une fois admis, il me paraît rationnel de conclure à la nécessité de maintenir à l'égard de ces aliénés le mode de traitement reconnu le meilleur jusqu'à ce jour, et dans lequel l'isolement joue un grand rôle. Et par conséquent ce que je viens de dire, au sujet de la difficulté de remplir ces conditions, doit être aussi bien appliqué à ces malades.

Quant aux aliénés que l'on est en droit de considérer comme incurables, tels que les déments, ceux qui sont affectés de paralysie générale ou de la folie épileptique, ceux-là, disons-nous, doivent être mis en dehors de ces considérations; pour eux tout espoir de guérison est entièrement perdu ; l'isolement n'offre plus aucune utilité pratique; les soins hygiéniques seuls doivent occuper la première place dans la thérapeutique ; aussi, semble-t-il que le choix d'une résidence soit de peu d'importance à cet égard. Le séjour dans leurs familles paraîtrait donc devoir l'emporter sur tout autre et surtout sur celui des asiles.

Si tout devait se passer toujours d'une manière convenable et qui ne laissât rien à désirer, on pourrait répondre hardiment par l'affirmative. Mais avant de se prononcer d'une manière aussi absolue, il me semble utile de jeter les yeux sur la condition d'un grand nombre de ces malades dans le monde et dans leur propre famille.

Il semble, au premier abord, que l'aliéné dément placé au milieu des siens doive être l'objet d'une tendre sollicitude de leur part ; que des soins affectueux lui soient prodigués sans cesse, et que sa vie s'écoule ainsi douce, paisible et entourée de l'affection de la famille. Mais en est-il bien toujours ainsi ?

Ne voit-on pas le plus souvent, dans les classes pauvres surtout, ce malheureux à charge à son entourage qui se trouve obligé à un travail assidu pour subvenir aux besoins de la vie, abandonné à lui-même, devenir pour beaucoup un objet de risées, ou croupir, délaissé dans un recoin de l'habitation ? Pour celui-là, sans doute le séjour des asiles est mille fois préférable. Il y trouve au moins des soins hygiéniques bien entendus, et si tout espoir doit être laissé de côté, n'est-il pas en butte à des traitements pénibles et que réprouve l'humanité. Et il n'en saurait être autrement, car une famille dont le travail est l'unique soutien, ne peut lui dérober le temps nécessaire pour s'occuper des soins que réclame le malade et de la surveillance dont il doit être l'objet.

Dans les classes aisées, cette considération n'a plus lieu de s'exercer, et cependant combien n'observe-t-on pas de familles chez lesquelles l'aliéné, abandonné aux soins de mercenaires, devient, de la part de ces derniers, un objet d'exploitation et subit une existence aussi misérable que celle des malheureux déshérités de la fortune.

L'aliénation mentale, dans nos mœurs actuelles, constitue une tache pour une famille, et dès-lors celle-ci emploie tous les moyens possibles pour la dissimuler ; et c'est ainsi que l'on a vu des déments demeurer plusieurs années entre les mains d'employés abusant de leur position, sans que leurs parents aient entrevu les abus qui se commettaient à leur égard.

Du reste, la discussion au sujet des malades de cette catégorie est au moins oiseuse ; car ce ne sont point précisément ceux-là que l'on se propose de renvoyer des asiles où ils ne sont à charge à personne, mais bien les aliénés indigents dont le séjour dans les maisons départementales est nécessairement onéreux.

Or, pour ces derniers, il est hors de doute que le séjour dans un établissement est cent fois préférable à la condition qu'ils ont dans leurs propres familles, soit au point de vue de leur bien-être personnel, soit au point de vue de leur hygiène ; je ne m'étendrai donc pas davantage sur ce point.

Il en sera de même pour les aliénés affectés de paralysie générale ; car, aux raisons précitées, on doit encore ajouter la nécessité de soins plus minutieux, plus continus encore que ceux que réclament les malades de la catégorie précédente.

Quant aux aliénés épileptiques, cette dernière complication, jointe à leur délire, n'a jamais fait mettre en doute l'utilité de leur isolement ; aussi n'aurai-je donc pas à m'en occuper.

En résumant cette discussion, je crois qu'il est permis d'admettre que les aliénés étant des individus malades, doivent être considérés comme tels, et par suite être l'objet d'un traitement continu ; que ce traitement comporte l'isolement nosocomial comme une des conditions importantes de son efficacité ; que l'ensemble des moyens qui le constituent ne peut être mis à la portée de tout le monde en dehors des asiles ; et enfin que, même pour ce qui concerne les aliénés véritablement incurables, dans l'immense majorité des cas et spécialement dans les classes pauvres, le séjour dans les familles doit être regardé comme étant plutôt nuisible qu'utile à leurs véritables intérêts.

Examinons maintenant la seconde partie de la question,

qui a trait au placement des aliénés dans des exploitations agricoles, ou en d'autres termes, à la colonisation des aliénés telle qu'elle est pratiquée depuis longtemps en Belgique.

Ce système semble, tout d'abord, inaugurer une nouvelle ère pour les aliénés, car il paraît devoir réunir à la fois les avantages des deux systèmes.

L'aliéné confié aux soins d'une famille, vivant de la vie commune, soumis à une surveillance active plus complète que celle de ses propres parents, parce qu'elle est plus désintéressée, paraît devoir jouir d'une existence bien supérieure à celle qui lui est réservée dans les asiles.

Ces avantages ont rallié à ce système un bon nombre d'adhérents ; mais il faut bien le dire aussi, il a trouvé une opposition qui n'est pas sans importance. Et il faut bien l'avouer, à côté d'eux se trouvent des inconvénients et des défauts propres à modifier l'heureuse impression qui se produit au premier abord.

Il suffit de lire le rapport de M. J. Falret, et les relations écrites par d'autres médecins compétents, pour se convaincre que les choses ne sont point aussi belles qu'elles le paraissent au premier aspect, et que bien des vices inséparables de ce système en diminuent considérablement la supériorité.

En effet, dès l'instant que l'on confie des aliénés aux habitants de la campagne, on doit compter avec les intérêts particuliers de ces derniers ; et tout le monde en connaît l'influence sur leurs manières d'être. On doit bien admettre qu'ils ne se comporteront pas autrement vis-à-vis de leurs travailleurs aliénés qu'avec leurs propres domestiques, et qu'ils chercheront à obtenir d'eux la plus grande somme de bénéfice possible. En un mot, les cultivateurs considérant les aliénés comme des manœuvres, devront prétendre tirer de leur travail le plus de profit qu'ils pourront, tout en diminuant leurs dépenses dans la même proportion.

Ils seront, dira-t-on, placés dans des conditions analogues à celles des travailleurs ordinaires, à celles même dans lesquelles ils se trouvaient antérieurement, il est vrai ; mais chacun n'ignore pas le peu de soin et la négligence que les habitants de la campagne apportent dans l'observation des lois de l'hygiène, et il faut bien admettre que l'aliéné étant un malade doit être considéré d'une tout autre manière que le travailleur qui jouit de l'intégrité de sa santé.

En second lieu, on ne peut pas se dissimuler qu'il est très-difficile d'exercer une surveillance efficace sur les cultivateurs chez lesquels seront placés les aliénés. Dans les asiles, cette surveillance ne laisse pas que d'être déjà difficile et exige une activité incessante ; combien doit-elle l'être davantage, lorsque les malades sont dispersés dans des habitations isolées les unes des autres et souvent séparées par d'assez grandes distances. A Gheel, où depuis fort longtemps les habitants sont accoutumés à donner leurs soins aux aliénés, les égards que l'on prodigue dans les asiles se rencontrent-ils bien toujours ? Les partisans de ce système le proclament bien haut ; mais voit-on bien toujours le fond des choses ? Et ces entraves, ces chaînes même dont il est fait mention dans divers rapports émanés de visiteurs compétents, seraient bien là pour infirmer des assertions trop optimistes. Car, si dans les asiles, où tout se passe sous l'observation continuelle de l'autorité, ces moyens sont rejetés comme contraires à nos principes d'humanité, ils doivent l'être bien davantage dans des familles placées moins directement sous une surveillance active, et où l'abus doit se glisser bien plus facilement.

Enfin, si dans la colonie de Gheel on rencontre des habitants façonnés à ces sortes de soins, peut-on bien en inférer que la même chose se rencontrera dans nos campagnes, dont les populations ne sont peut-être pas douées des mêmes aptitudes morales, et qui, dans tous les cas, n'ont pas une sorte d'éducation antérieure comme les habitants de Ghéel ?

Peut-être même doit-il paraître douteux qu'elles puissent arriver à ce point, si l'on considère que cette sorte d'éducation a commencé à se produire, à Gheel, dans des conditions exceptionnelles et à une époque où les mœurs, bien différentes de celles de notre temps, y prêtaient davantage.

Ces considérations peuvent s'appliquer d'une manière générale à tous les habitants des campagnes, mais bien plus spécialement encore à ceux qui se trouvent dans le voisinage des villes; et c'est parmi ceux-là surtout que l'on peut trouver des agglomérations assez considérables pour placer des aliénés de telle manière qu'ils ne soient pas répandus dans un rayon trop étendu. Ce point-là même n'est pas sans importance, sous le rapport du service médical et de la surveillance administrative; car personne ne mettra en doute que la trop grande dispersion des malades en accroît proportionnellement les difficultés.

Les raisons que je viens d'énumérer me paraissent suffisantes pour conclure à la supériorité en principe du régime des asiles sur celui de la colonisation. Ce n'est pas à dire qu'il soit exempt lui-même de reproches ; mais on doit croire que les efforts incessants du corps médical et de l'administration pour introduire de nouvelles améliorations porteront leurs fruits, et que le progrès, suivant une marche lente mais assurée, se fera jour comme il l'a fait depuis le temps où l'illustre Pinel donna le signal de la réforme.

§ II.

Je viens de passer en revue sommairement les motifs qui me paraissent devoir faire préférer le séjour des aliénés dans les asiles, eu égard au bénéfice qu'ils doivent en recueillir eux-mêmes ; mais il est un autre genre de considérations dont les partisans du système de libération ne me semblent pas tenir compte d'une manière suffisante : je veux parler des intérêts de la société.

Ces intérêts doivent être étudiés sous deux points de vue : en premier lieu, au point de vue des familles chez lesquelles se trouve un individu aliéné; et secondement, quant à ce qui regarde la société en général.

Les aliénés sont placés dans les asiles de deux manières différentes : ou bien ils le sont par leur famille, ou par l'autorité.

S'ils sont placés par leurs familles, ils le sont tout d'abord à titre onéreux pour elles-mêmes, et ensuite parce qu'elles ont reconnu de sérieux inconvénients à garder leurs malades dans leur sein.

Or, ces inconvénients résultent généralement de la difficulté d'instituer un traitement convenable chez soi, en raison de l'élévation de la dépense qu'il réclame ; des obstacles que l'on rencontre pour l'exécution des prescriptions médicales ; de l'excès d'affection qui souvent paralyse la fermeté que l'on doit déployer dans la direction d'un aliéné ; enfin de la difficulté de trouver autour de soi des aides réunissant toutes les conditions nécessaires pour administrer des soins intelligents au malade.

D'un autre côté, il est à noter que la présence d'un aliéné au sein de sa famille n'est pas toujours aussi inoffensive que l'on veut bien le dire. Lors même qu'il ne se porte pas, vis-à-vis des personnes de son entourage, à des violences extrêmes, il n'en est pas moins très-souvent pénible à leur égard, d'autant plus qu'il est moins porté à craindre leur sévérité. Cette sorte d'indépendance de l'aliéné au milieu des siens n'existe pas dans les asiles, car il sent très-bien qu'il est dominé par une volonté supérieure contre laquelle ses efforts ne peuvent que venir se briser.

Bien plus, rien ne s'oppose à ce qu'il puisse se livrer à des actes dangereux, sous l'influence d'idées délirantes ou d'hallucinations passagères. On a vu des aliénés réputés tranquilles, et dont le caractère doux, le délire paisible avaient, pendant de longues années, écarté toute espèce de soupçon, commettre des actes de violence au moment où personne ne s'attendait à rien de semblable de leur part. J'ai connu un aliéné qui, pendant plus de dix ans, avait été considéré comme entièrement inoffensif, et qui jouissait d'une somme de liberté assez considérable, sortir tout à coup de cet état sans que rien pût faire prévoir ce changement, et asséner un coup de hache sur la tête d'un infirmier.

Un autre, auquel une amélioration notable avait permis d'être réintégré dans sa famille, mit le feu à sa maison pour y brûler le diable et regardait avec complaisance son œuvre dont il était tout fier.

Les journaux font, chaque jour, mention de faits semblables : tantôt c'est un père ou une mère qui immolent leurs propres enfants, pour les soustraire à des dangers imaginaires ou aux peines dont ils les croient menacés dans ce monde ; ou bien, cédant à l'influence d'hallucinations qui dirigent leurs coups, tantôt c'est un aliéné mélancolique qui se venge de la malveillance de persécuteurs n'existant que dans son délire, ou encore un monomaniaque qui obéit à de prétendues inspirations religieuses.

Il serait facile de multiplier les citations en interrogeant la population des asiles, ou seulement en parcourant les feuilles publiques.

De semblables accidents peuvent, il est vrai, souvent être prévenus par l'attention d'un observateur accoutumé aux mœurs des aliénés ; mais il n'en est pas de même des personnes étrangères à notre art, et l'on comprend facilement que les parents des aliénés soient assez peu rassurés à cet égard. Et combien ne survient-il pas, dans les manières d'être des aliénés, de changements dont la science n'a pu encore se rendre compte, et qui surprennent les observateurs les plus exercés.

Que l'on ajoute à ces considérations tout l'intérêt qu'une famille peut avoir à dissimuler la présence d'un fou parmi ses membres, le trouble qu'il peut apporter dans les affaires, ou qui peut résulter de sa présence même et de ses rapports avec le monde, et mille autres circonstances qu'il est impossible d'énumérer et que l'on saisira facilement, et l'on se rendra compte de l'impossibilité qu'éprouvent la plupart des familles à conserver un de leurs membres aliéné, fût-il même tranquille.

Il est donc bien évident que le maintien des malades de cette catégorie dans les asiles spéciaux est commandé par des motifs dont l'importance est incontestable, et que leur placement dans des maisons particulières ou dans des exploitations agricoles est impossible, en raison du préjudice qui pourrait en résulter au point de vue des relations sociales, pour l'aliéné lui-même et pour les membres de sa famille. Du reste, il faut bien aussi le dire, ce n'est point précisément à ceux-là que s'adresse la mesure projetée, mais bien plus à une autre classe, dont l'admission dans les asiles est imposée le plus souvent par l'autorité, et qui en constitue la population indigente.

Or, si l'on recherche les motifs qui président à leur internement, on remarque que les uns sont placés sur la demande de leur famille, et dans ce cas, les motifs que je viens d'invoquer en faveur de la classe aisée se présentent ici avec d'autant plus de force que les malades indigents ont moins que les autres la possibilité de subvenir aux frais nécessités par leur état, et souvent même à leur propre existence. Les autres sont placés d'office par l'autorité, dans les asiles, parce que leur présence dans la société y devient un sujet de trouble, de scandale ou de danger pour le public.

Un aliéné, sans être dangereux, surtout dans les classes indigentes, devient facilement une cause de scandale ; car il n'a le plus souvent personne autour de lui qui puisse surveiller ses allures et l'empêcher d'étaler ses extravagances sur la voie publique. Or, il est permis de demander aux partisans de la suppression des asiles, s'ils considèrent comme préférable pour les aliénés eux-mêmes cet étalage public de l'une des plus tristes maladies qui puissent affliger l'espèce humaine, et si le séjour d'un asile n'offre pas plus de moralité que les huées et les railleries de la multitude.

En résumant ces quelques réflexions, il me semble donc logique d'admettre que la dispersion des aliénés dans le monde ne doit pas être regardée comme favorable aux intérêts de la société en général, et en particulier de la famille, à cause des dangers réels qui peuvent résulter d'incidents que nul ne saurait prévoir, du trouble que leur présence introduit dans les familles, et enfin du scandale que soulève si souvent leur malheureuse infirmité parmi les gens avec lesquels ils peuvent se trouver en contact et que nulle affection ne leur rattache.

§ III.

J'ajouterai, enfin, quelques mots relatifs à ce qui concerne les intérêts de la science, au sujet de la discussion qui vient d'être soulevée.

Il est certainement incontestable que, depuis le commencement de ce siècle, le cercle de nos connaissances sur l'aliénation mentale a pris un immense développement. Nous sommes loin du temps où les aliénés, traités à la manière des bêtes fauves ou des malfaiteurs, gisaient enchaînés dans de misérables cellules, condamnés à terminer par une mort misérable, une existence plus misérable encore.

Nous sommes même aussi bien loin de ce moment où l'illustre Pinel, qui fut l'honneur de l'humanité, en ouvrant une nouvelle ère pour ces malheureux, créa, pour ainsi dire, la psychiâtrie moderne ; et si l'on compare ces deux époques, on a lieu d'admirer la marche rapide qui a été imprimée aux progrès de la science. Et cependant, combien ne reste-t-il pas encore à faire pour élever le degré de nos connaissances à une hauteur satisfaisante!

Si certaines formes d'aliénation sont aujourd'hui très-bien définies, au point de vue de leur marche, des lésions qui les provoquent, de la thérapeutique qu'elles réclament, il faut bien avouer qu'elles ne sont encore qu'en petit nombre, et que la plus grande incertitude règne sur beaucoup d'autres points.

Les classifications laissent encore beaucoup à désirer, et il est facile d'en comprendre la raison, eu égard au peu d'étendue de nos connaissances anatomo-pathologiques. Et il est à croire qu'il en sera ainsi jusqu'à ce que de nouvelles données sur la physiologie du système nerveux, jointes à une observation constante et assidue, corroborée par des autopsies faites avec soin, viennent nous donner la clef d'un grand nombre de phénomènes qui sont encore mystérieux pour nous. Alors, on pourra établir une thérapeutique rationnelle, basée sur des données certaines; alors on pourra aussi créer de nouvelles divisions dont les lésions primitives seront le point de départ, et de cette façon tracer d'une manière plus certaine une ligne de démarcation entre les affections susceptibles de guérison, et celles qui sont fatalement vouées à l'incurabilité.

Mais, pour obtenir de pareils résultats, il est nécessaire que de nombreuses observations soient faites d'une manière continue et sur une grande quantité de malades ; que les autopsies se fassent dans une proportion aussi grande que possible et soient le complément essentiel de l'observation.

Or, on se demande comment il en pourrait être ainsi lorsque les malades seraient dispersés sur une étendue plus ou moins considérable ; et il est juste de remarquer que ce sont précisément ceux dont les phénomènes morbides offrent le plus d'obscurité qui seraient soustraits ainsi à l'étude.

Il me paraît donc logique de conclure qu'au point de vue de l'intérêt de la science, la dispersion des aliénés ne peut être qu'une chose nuisible, destinée à maintenir dans le *statu quo* nos connaissances actuelles, ou tout au moins à en ralentir singulièrement le développement.

Nous avons vu déjà que cette mesure n'offrait pas aux malades et à la société toutes les garanties d'amélioration que l'on serait en droit d'exiger et que proclament ses admirateurs; on ne peut donc pas objecter que ces intérêts seraient sacrifiés à ceux de la science. Et cependant, est-ce à dire que tout soit pour le mieux dans le système des asiles tel qu'il est appliqué aujourd'hui? Je serais prêt le premier à m'élever contre cette assertion ; mais, sans recourir à des moyens extrêmes et aussi divergents que ceux que l'on propose et qui paraissent si séduisants, il y a des moyens termes dont l'application me semble infiniment plus rationnelle.

On déplore, pour l'aliéné, la perte de sa liberté, le changement qui s'opère autour de lui et dans sa manière de vivre. Il est évident qu'on ne peut pas laisser jouir du droit commun un individu toujours prêt à en sortir, et qui, au moment le plus inattendu, peut devenir nuisible à ceux qui l'entourent; mais il faut bien le dire aussi, cette privation de liberté en a-t-il toujours une pleine et entière conscience; et quand il peut s'en rendre compte, n'existe-t-elle pas aussi bien et quelquefois plus encore au sein de sa famille?

Au reste, je viens de le dire, tout n'est pas encore pour le mieux dans les asiles, bien que l'on fasse pour l'amélioration du sort des aliénés des efforts qui doivent nous paraître prodigieux.

Il n'est pas impossible de donner aux aliénés une apparence de liberté bien suffisante pour contenter les désirs de tout le monde. L'asile de Clermont, de MM. Labitte, en offre un exemple remarquable, au moins pour ce qui concerne les aliénés habitants de la campagne. Pourquoi donc les autres asiles de France ne subiraient-ils pas une pareille transformation? Rien n'empêche de créer de vastes exploitations où les aliénés se livreraient aux travaux de l'agriculture, tout en demeurant entièrement sous la surveillance médicale; d'établir dans les asiles des ateliers considérables où les aliénés, tout en exécutant les travaux pour lesquels ils ont de l'aptitude, apporteraient une rémunération des sacrifices que les départements s'imposent pour eux, en même temps qu'ils sortiraient eux-mêmes de cette inaction qui ne peut que leur être nuisible, et qu'ils jouiraient des bienfaits d'un traitement convenable.

Ces idées ne sont pas neuves, mais elles n'ont pas encore, que je sache, été expérimentées d'une manière complète.

Elles exigent, il est vrai, pour être mises en pratique, de nouvelles transformations, peut-être même aussi de nouveaux sacrifices. Mais rien n'oblige de les exécuter immédiatement et d'une manière complète. Les changements peuvent s'opérer graduellement; certains asiles impropres au nouveau mode de service être affectés à d'autres destinations, ou se fondre avec d'autres établissements mieux dotés ; et même, on peut le dire, il n'y a guère de maisons où l'on ne puisse au moins en entreprendre un commencement d'exécution ; et quelque minimes que soient les modifications qui s'opéreraient, seraient-elles toujours au moins préférables au spectacle de l'aliéné errant sur nos places publiques ou séquestré dans un recoin de sa demeure.

Telles sont les réflexions qui m'ont été suggérées par un examen, aussi attentif que possible, de la question proposée au Congrès, et qui paraît devoir ouvrir la lutte entre les deux systèmes.

Quelque minime que soit leur valeur, puissent-elles apporter leur faible contingent dans la discussion, et ne pas être tout à fait inutiles pour amener une solution favorable aux intérêts des aliénés et de l'humanité!

9 782016 170649